BEI GRIN MACHT SICH IHR WISSEN BEZAHLT

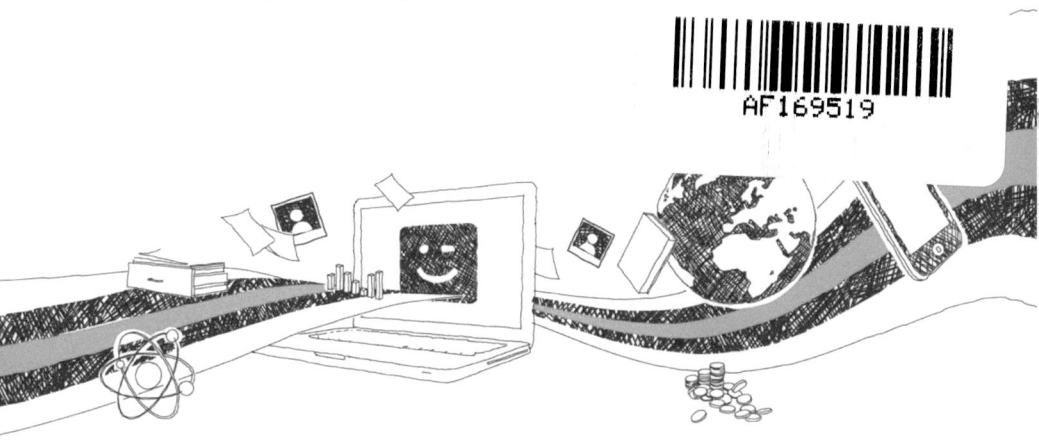

- Wir veröffentlichen Ihre Hausarbeit, Bachelor- und Masterarbeit

- Ihr eigenes eBook und Buch - weltweit in allen wichtigen Shops

- Verdienen Sie an jedem Verkauf

Jetzt bei www.GRIN.com hochladen und kostenlos publizieren

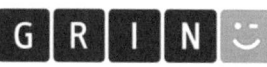

Bibliografische Information der Deutschen Nationalbibliothek:

Die Deutsche Bibliothek verzeichnet diese Publikation in der Deutschen Nationalbibliografie; detaillierte bibliografische Daten sind im Internet über http://dnb.d-nb.de/ abrufbar.

Dieses Werk sowie alle darin enthaltenen einzelnen Beiträge und Abbildungen sind urheberrechtlich geschützt. Jede Verwertung, die nicht ausdrücklich vom Urheberrechtsschutz zugelassen ist, bedarf der vorherigen Zustimmung des Verlages. Das gilt insbesondere für Vervielfältigungen, Bearbeitungen, Übersetzungen, Mikroverfilmungen, Auswertungen durch Datenbanken und für die Einspeicherung und Verarbeitung in elektronische Systeme. Alle Rechte, auch die des auszugsweisen Nachdrucks, der fotomechanischen Wiedergabe (einschließlich Mikrokopie) sowie der Auswertung durch Datenbanken oder ähnliche Einrichtungen, vorbehalten.

Impressum:

Copyright © 2016 GRIN Verlag
Druck und Bindung: Books on Demand GmbH, Norderstedt Germany
ISBN: 9783668204584

Dieses Buch bei GRIN:

https://www.grin.com/document/321227

Philipp Gläser

Die Pflegekammer. Zur Geschichte und aktuellem Geschehen der Selbstverwaltung der Pflegeberufe sowie Vor- und Nachteile einer Verkammerung

GRIN Verlag

GRIN - Your knowledge has value

Der GRIN Verlag publiziert seit 1998 wissenschaftliche Arbeiten von Studenten, Hochschullehrern und anderen Akademikern als eBook und gedrucktes Buch. Die Verlagswebsite www.grin.com ist die ideale Plattform zur Veröffentlichung von Hausarbeiten, Abschlussarbeiten, wissenschaftlichen Aufsätzen, Dissertationen und Fachbüchern.

Besuchen Sie uns im Internet:

http://www.grin.com/

http://www.facebook.com/grincom

http://www.twitter.com/grin_com

Gliederung

1. Einleitung ... 1
2. Zum Begriff Pflegekammer ...1
   - 2.1 Begriffsklärung ...1
   - 2.2 Körperschaft des öffentlichen Rechts ...2
   - 2.3 Standesvertretung und -Kontrolle ...2
3. Geschichte und aktuelles Geschehen zur Selbstverwaltung der Pflegeberufe ...3
   - 3.1 Die Entstehung der Pflegekammern in den USA ...3
   - 3.2 Wie steht es um die Organisation der Pflege im europäischen Ausland? ...4
   - 3.3 Geschichte der Pflegekammer in Deutschland ...5
4. Was bringt eine Verkammerung den Pflegenden? ...6
   - 4.1 Vor- und Nachteile ...6
   - 4.2 Fazit ...7
5. Literaturverzeichnis ...8

1. Einleitung

Vor kurzem wurde von der Bundesregierung der zweite Teil der Pflegereform beschlossen, die neue Gelder in Altenheime und Krankenhäuser zur besseren Versorgung Pflegebedürftiger, insbesondere Demenzkranker bringt und neue Stellen schaffen soll. „Gute Pflege gibt es nicht von der Stange" (Gröhe, 2015). Eine Aussage unseres Bundesministers für Gesundheit. Ob dieses Gesetz jedoch weit genug geht wird von Pflegenden und Politikern heiß diskutiert. Ebenso umstritten ist die Einführung der Pflegekammer. Rheinland-Pfalz gilt als deutscher Vorreiter in diesem Gebiet, als erstes Bundesland der Bundesrepublik Deutschland führt es die Pflegekammer ein. Ziel des Textes ist es, aufzuklären was eine Pflegekammer ist und welche Vor- und Nachteile in der Gründung einer solchen Organisation liegen. Weiterhin beschäftigt er sich mit verwaltungsrechtlichen Eigenschaften und wagt einen kurzen Blick ins Ausland, wie sich die Pflege in anderen europäischen und nicht-europäischen Ländern organisiert. Diese Arbeit ist eine Zusammenfassung verschiedener Literaturen mit der Thematik Pflegekammer. National gibt es vor allem in den bekannten Pflegezeitschriften viele Texte, die sich mit der Problematik beschäftigen. Diese Artikel drehen sich hauptsächlich um den aktuellen Status Quo. Zahlreich lassen sich auf Literatursuchmaschinen wie Carelit® Zeitungsartikel mit Titeln wie „Die Pflegekammer kommt – ja, warum denn nicht?" (Weidner, 2014) finden. Hierbei bedarf es kritischer Betrachtung, da diese Artikel hauptsächlich von Kammerbefürwortern geschrieben wurden und daher oftmals nur die Vorteile aufzeigen und verwaltungspolitische Aspekte unter den Tisch fallen lassen. Bücher zu diesem Thema sind deutlich seltener. Über Begriffe wie ‚Pflegekammer' und anderen ähnlichen Suchwörtern findet man umfassende Werke, die sich mit den Rahmenbedingungen und der Sinnhaftigkeit beschäftigen.

2. Zum Begriff Pflegekammer

In diesem Absatz soll nicht von der Entstehung des Begriffes berichtet werden, dies sollte im Kontext einer sprachwissenschaftlichen Arbeit geschehen. Der Begriff Kammer an sich führt zu Irritationen, da sie den wahren Inhalt des Sachverhaltes nicht direkt darlegt. Folgend sollen daher die Begriffe erklärt werden, wie sie auch im juristischen Sinne verwendet werden.

2.1 Begriffsklärung

Der Duden bezeichnet eine Kammer im verwaltungstechnischen Sinn als „gesetzgebende Körperschaft der Volksvertretung" (Duden, 2015) und „berufsständische Körperschaft" (Duden, 2015). Darunter kann man sich als Pfleger_in noch wenig vorstellen. Als Körperschaft versteht man erstens „(als juristische Person geltender) einem bestimmten Zweck dienender

Zusammenschluss von Personen" (Duden, 2015) und zweitens ein „rechtsfähiger Verband, der hoheitliche Befugnisse hat" (Duden, 2015). Der Vergleich mit anderen Kammern zeigt auf, dass mit Personen Angehörige der Berufsgruppe gemeint sind. Als Beispiel soll hier die Ärztekammer gelten. Der Zweck dieser schlüsselt sich durch beide Begriffserklärungen auf, dieser ist nämlich die Standesvertretung. Stände sind soziale Gruppierungen, die zum einen füreinander, aber auch gegenüber der restlichen Gesellschaft Pflichten übernehmen. (vgl. DBfK, 1995, S.7) Die Gründung einer Körperschaft des öffentlichen Rechts (sh. unten) wird durch den Gesetzgeber beschlossen. Die Kompetenz dazu liegt auf Länderebene, dh. dass erst in den einzelnen Bundesländern ein Kammergesetz verabschiedet werden muss, bevor man als Dachgesellschaft eine gesamtdeutsche Pflegekammer begründen kann. Als Voraussetzung sieht der Gesetzgeber hier die Zuordnung zu den ‚freien Berufen'. Eine feste Legaldefinition gibt es nicht. Nach einer Aussage des Bundesverfassungsgerichtes sind verschiedene Aspekte im Wesen eines Berufes für die Zuordnung entscheidend, welche sich anhand des abgeschlossenen Professionalisierungsprozesses am deutlichsten zeigen würden. (vgl. DBfK, 1995, S. 7)

2.2 Körperschaft des öffentlichen Rechts

Körperschaften des öffentlichen Rechts sind „Einrichtungen, die als juristische Personen des öffentlichen Rechts für den Staat Aufgaben übernehmen" (Duden Verlag, 2013). Ganz im Sinne des Subsidiaritätsprinzips sollen diese Aufgaben des Staats übernehmen, die jedoch eine einzelne Person nicht selbst übernehmen kann.

2.3 Standesvertretung und – Kontrolle

Wie oben kurz beschrieben ist die Aufgabe einer Kammer die Standesvertretung, -Förderung und -Aufsicht. (vgl. DBfK, 1995, S.7) Im Unterschied zu Berufsverbänden die nur für ihre Mitglieder sprechen können, können berufsständische Kammern für den kompletten Berufszweig sprechen, da Angehörige des Standes durch Pflichtmitgliedschaft an die Kammer gebunden sind. Dadurch können die Interessen systematisch, kontinuierlich und professionell organisiert und vertreten werden. Die dadurch entstehende Wissensbündelung kann für die Entwicklung von Versorgungs- und Bildungskonzepten genutzt werden sowie für die Informations- und Öffentlichkeitsfunktion. Kammern sollen außerdem im Gesetzgebungsverfahren und bei Gerichtsverfahren durch Berichte, Stellungnahmen und Gutachten dem Staat zur Seite stehen. (vgl. Martini, 2014, S. 40)

Im Sinne der Standesförderung sollen die Mitglieder unterstützt und beraten werden in Bezug auf allgemein berufsstandsbezogene Fragen. Weiterhin ist die Entwicklung und Förderung des

Berufsverständnisses und die Konkretisierung der Ausbildungsstandards ein wichtiger Bestandteil. Außerdem tragen die Kammern die Verantwortung bei Weiterbildungsverordnungen für Fort- und Weiterbildung. (vgl. Martini, 2014, S.41-42)

Eine weitere Kernaufgabe einer Kammerorganisation ist die Standesaufsicht bzw. –Kontrolle, diese soll durch ein Sanktionsrecht untermauert werden. Voraussetzung dafür ist die Herausbildung eines Berufsethos. Damit ist gemeint, dass die Angehörigen der Berufsgruppe an Qualitätsstandards und ressourcenorientierten Pflegekonzepten mitwirken, sich an die aufgestellten ethischen Richtlinien halten und die Professionalisierung des Berufsstandes vorantreiben. Bei Nichteinhaltung der aufgestellten Regelungen kann die Kammer die Berufszulassung entziehen. Zur Handhabung dieser Ziele ist die systematische Erfassung aller Personen notwendig. (vgl. Martini, 2014, S.43-44)

3. Geschichte und aktuelles Geschehen zur Selbstverwaltung der Pflegeberufe

Die Entstehung berufsständischer Kammern geht zurück ins Mittelalter und gestaltet sich von Land zu Land unterschiedlich. Folgend sollen verschiedene Entstehungsgeschichten beschrieben werden, sodass ein Vergleich zur Entwicklung der Pflegekammer in Deutschland entsteht.

3.1 Die Entstehung der Pflegekammern in den USA

Berufskammern in der Pflege gibt es in verschiedenen Ländern. Die Organisationen unterscheiden sich vielseitig in ihren Strukturen und Aufgaben. (vgl. DBfK, 1995, S.18) Einige der Pflegekammern sind traditionell im Gesundheitssystem des jeweiligen Landes implementiert. Dazu gehören unter anderem Großbritannien und die Vereinigten Staaten von Amerika. Im letzteren Land gibt es von Bundesstaat zu Bundesstaat unterschiedliche ‚Councils' oder ‚Associations', die ähnlich der Ärztekammer in Deutschland in einen Dachverband verknüpft sind. Die erste Kammer in den USA wurde schon vor über 100 Jahren gegründet. In den darauf folgenden Jahren entstanden immer mehr Pflegekammern. Rund 70 Jahre nach der Entstehung der ersten Kammer wurde dann der ‚National Council of State Board of Nursing' als Dachverband ins Leben gerufen. (vgl. National Council of State Board of Nursing, 2015). Die Einfachheit einer Kammergründung, aber auch die Trägheit der Pflegenden stellt sich in der Entstehungsgeschichte der ‚North Carolina Nursing Association' dar. Im Jahr 1902 erkannte die Krankenschwester Mary Lewig Wyche den Bedarf an einer Organisation, die sich für die Pflegenden einsetzt und lud per Brief zur Gründung einer solchen Organisation ein, zu der niemand kam. Darauf versendete sie einen weiteren Brief, der das erste Treffen der neu gegründeten „Raleigh Nursing Association" (Politt, 2014) verkündete. Nun kamen alle angeschriebenen Pflegenden und aus dieser Initiative heraus wurde die erste Pflegekammer in den Vereinigten Staaten gegründet. (vgl. Politt, 2014)

3.2 Wie steht es um die Organisation der Pflege im europäischen Ausland?

Der ‚International Council of Nursing' (nachfolgend ‚ICN') unterstützt weltweilt die Bestrebungen von Ländern und Personen, die eine berufliche Selbstverwaltung für Pflegende einrichten wollen. In der Vergangenheit hat der ICN zur Erreichung dieses Ziels zu mehreren Workshops geladen. An diesen nahmen auch Vetreter deutscher Pflegeorganisationen teil. (vgl. DBfK, 1995, S.18) „Vorreiter einer beuflichen Selbstorganisation der Pflegenden ist Großbritannien" (Martini, 2014, S. 46), wo schon seit 96 Jahren Pflegende auf gesetzlich festgeschriebener Basis registriert sind. „Andere Mitgliedsstaaten der Europäischen Union sind der britischen Idee gefolgt und haben [...] berufsständische Selbstverwaltung eingerichtet" (Martini, 2014, S. 46). Hier finden sich verschiedene Organisationsgrade. „Regelmäßig handelt es sich nicht um eine lupenreine Selbstorganisationsstruktur nach deutschen Berufskammermuster" (Martini, 2014, S. 48) Oftmals sitzen in den Präsidien Angehörige anderer Berufsgruppen wie bspw. in Großbritannien und Kanada. In Spanien ist die Pflegekammer, ähnliche wie Berufskammern in Deutschland, eine Körperschaft des öffentlichen Rechts. Das bedeutet, dass diese die Angehörigen der Berufsgruppe privatrechtlich vertreten kann. (vgl. Martini, 2014, S. 46-48) Weitere Berufskammern für Krankenpfleger und Krankenpflegerinnen gibt es unter anderem in Dänemark, Irland, Italien und Polen. Die Aufgabenspannweite ist hier recht unterschiedlich. Teilweise dienen diese nur zur Registrierung und Berufszulassung bis hin zur Standeskontrolle mit Disziplinarverfahren und der Entwicklung von Standards. (vgl. DBfK, 1995, S.18-21).

> „Bei den berufsständischen Organisationen dieser Länder handelt es sich nicht ausschließlich um althergebrachte Relikte, an denen jene nur aus Gründen der Traditionsbindung und fehlendem, politischen Antrieb zur Ablösung verkrusteter Strukturen festhalten. Die Slowakei hat z.B. erst im Jahr 2002 die endgültige Entscheidung für eine Pflegekammer getroffen." (Martini, 2014, S. 47-48)

Länder ohne eine Kammer sind bspw. Belgien, Finnland, die Niederlande, Schweden und Österreich. Diese zeichnen sich in keiner erkennbaren Weise darin aus, dass die Pflegenden geringere Anerkennung erhalten. In Schweden genießen die Pflegenden sogar ein hohes Ansehen. Hier werden die Registrierung, Festlegung der Pflichten und Standards durch eine dem Gesundheits- und Sozialministerium unterstellte Behörde durchgeführt. (vgl. Martini, 2014, S.53-55)

3.3 Geschichte der Pflegekammer in Deutschland

Die Gründung der Berufskammern in Deutschland ordnet sich ins 18./19. Jahrhundert ein. Die erste Landesärztekammer wurde im Jahr 1929 gegründet, jedoch fehlten die gesetzlichen Grundlagen, die erst 1946 entstanden. Schon 1906 wurde die Einführung einer Pflegekammer im Rahmen der Professionalisierung des Berufes diskutiert, jedoch erschöpften sich die Diskussionen bis in die Gegenwart. (vgl. DBfK, 1995, S.7-8)

Ende des 19. Jhd. kam es zum Höhepunkt dieser Diskussion. 1990 entstand in München der erste ‚Förderkreis zur Gründung einer Pflegekammer'. Der deutsche Pflegerat e.V. positionierte sich allen voran für die Errichtung einer Pflegekammer. Als Begründung sieht der Rat die Notwendigigkeit, für die Berufsgruppe einheitliche Regelungen zu schaffen und berufsfachliche Kontrolle auszuführen, um langfristig die hochqualitative Versorgung im Rahmen der demographischen Entwicklung Deutschlands zu sichern. Wo Befürworter da auch Gegner. Arbeitgeberverände, Gewerkschaften und andere Berufsgruppen im Gesundheitsystem sind teilweise vehement gegen die Einführung einer Pflegekammer. Die Dienstleistungsgewerkschaft ver.di, als größte Gewerkschaft für die Pflegenden, ist gegen die Einführung einer solchen Kammer und begründet ihren Standpunkt dadurch, dass die Kammer nur eine Ausgeburt der Symbolpolitik sein könnte. Auch einzelne Berufsorgansationen der Pflege sind von den bisherigen Plänen wenig begeistert und unterstützen demnach etwaige Bestrebungen nicht. Für viele ist auch der Aspekt Zwangsmitgliedschaft ein Problem. Erstmals wurde 1996 von der SPD Fraktion im bayerischen Landtag ein Gesetzesentwuf eingebracht, der jedoch am 15.5.1997 abgelehnt wurde. Erst 2010 griff der damalige bayerische Gesundheitsminister Markus Söder die Idee wieder auf. Martini bezeichnet in seinem Buch Bayern mit dem größten Fortschritt in Sachen Pflegekammer. (vgl. Martini, 2014, S.26-30)

Die letzten Gesetzesinitiativen wurden jedoch immer wieder abgelehnt. Söders Nachfolgerin Melanie Huml hat eine Umfrage in Auftrag gegeben in der sich die Hälfte der Pflegenden für die Einführung ausgesprochen haben. Dies wurde als Signal für die Einführung wahrgenommen und seitens der bayerischen Regierung versprochen, die Bestrebungen weiter zu verfolgen. Zuletzt hat das bayerische Staatsministerium für Gesundheit und Pflege eine institutionalisierte Interessenvertretung als Körperschaft des öffentlichen Rechts auf freiwilliger Mitgliedschaftsbasis vorgeschlagen, dies wird von Pflegeverbänden jedoch abgelehnt. (vgl. Hanika, 2015, S.33)

In dieser Vorreiterrolle, die durch die politischen Machenschaften verlangsamt wurde, ist Bayern durch Rheinland-Pfalz überholt wurden. Hier hat sich mittlerweile der Gründungsausschuss zur Errichtung einer Pflegekammer gesetzlich implementiert. Dieser besteht vorerst aus 13 Vertretern pflegerischer Berufe. (vgl. Geschäftsstelle des Gründungsausschusses zur Errichtung der Landespflegekammer Rheinland-Pfalz, 2015) Weitere Länder, die an der Einführung einer Landespflegekammer arbeiten sind Niedersachsen und Schleswig-Holstein. In diesen Ländern sind Befragungen durchgeführt worden und die Mehrheit der Pflegenden spricht sich für eine Gründung aus. (vgl. Martini, 2014, S.31-35)

4. Was bringt eine Verkammerung den Pflegenden?

Von verschiedenen Medien werden diverse Argumente für und wider einer Kammergründung präsentiert. Diese sind nicht immer vorurteilsbefreit. Im folgenden Absatz sollen Vor- und Nachteile präsentiert werden, die auf faktischen Tatsachen beruhen.

4.1 Vor- und Nachteile

Vor- und Nachteile einer Pflegekammer lassen sich von den beschriebenen Aufgaben ableiten. Je nachdem welche Aufgaben eine Landespflegekammer durch den Gesetzgeber übertragen bekommt, können diese unterschiedlich ausfallen. Jedoch sollte im Vorhinein klar sein, dass eine Verkammerung nicht nur Vorteile bietet. Zur Veranschaulichung sind hier verschiedene Argumente in einer Tabelle zusammengefasst.

Vorteile	Nachteile
• Erfassung aller Berufsangehörigen durch Zwangsmitgliedschaft	• ZWANGS-Mitgliedschaft in Koalision mit Art. 9 GG
• Festlegung und Überwachung von Berufsplichten und nationalen Standards	• Grenzen in Selbstverwaltung durch Politik, dadurch folgt Abhängigkeit an den Gesetzgeber
• Professionalisierung durch die Förderung von Weiterbildungsmaßnahmen	• Grenzen durch bestehende Gesetze, z.B. Krankenpflegegesetz
• Sprachrohr in Politik und Judikative	• Regionale Unterschiede möglich
• Vertretung als Sprachrohr der Pflegeberufe, dadurch Werbung für den Berufsstand, ähnlich der Handwerkskammer	• Hohe Erwartungen der Pflegenden, in Bezug auf Arbeitsbedingungen
• Geläufige Anlaufstelle für Beratungen und Informationen, sowohl	

| für Berufsangehörige als auch externe Fragensteller | |

(Tabelle modifiziert nach DBfK, 1995 und Hanika, 2015)

4.2 Fazit

Die Pflege ist die größte Berufsgruppe im Gesundheitssystem, welches, gemessen am Bruttoinlandsprodukt, der größte Wirtschaftszweig in Deutschland ist. Die Rahmenbedingungen legt der Gesetzgeber fest. Mitspracherecht hierbei haben Ärzte, Psychologen und die Pharmaindustrie. Die größte Berufsgruppe fehlt jedoch. (vgl. Martini, 2014, S.15) Hierbei sieht man den geringen Organisationsgrad der Pflege. Schon seit vielen Jahren sitzen Vertreter der anderen Berufsgruppen mit der Politik am runden Tisch, diese Vertreter, zumeist Angestellte der Berufskammern der jeweiligen Berufe, haben über Jahre Einfluss genommen. Die Pflege muss selbst entscheiden ob sie sich auch an diesen Prozess beteiligen möchte. Jedoch sind viele Pflegende nicht aufgeklärt, was eine Verkammerung des Berufstandes bringen könnte. Viele sehen in einer Pflegekammer die Chance auf bessere Bezahlung und verbesserte Arbeitsverhältnisse. Diesen Zahn muss man den Pflegeberufen ziehen, denn eine Berufskammer hat nicht die gesetzlichen Grundlagen um in Tarifverhandlungen mit den Arbeitsgeberverbänden zu treten. Doch wehren sich genau diese, wie auch die Gewerkschaften, gegen die Gründung einer Pflegekammer, da sie zum Einen vor einen hohen Organisationsgrad der Pflege Angst haben und zum Anderen sich in ihren Aufgaben und Möglichkeiten beschnitten fühlen. Als Hauptargument vieler Gegner steht die Zwangsmitgliedschaft. Diese wurde schon Teil verschiedener juristischer Arbeiten und als Zulässig empfunden. (vgl. Martini, 2014, S.242) Wenn man im internationalen Vergleich schaut, hat eine Selbstorganisation nicht immer den beruflichen Rahmen verbessert, jedoch nie verschlechtert. Selbst in junger Zukunft gehen Länder den Weg zu einer Selbstverwaltung der Pflegeberufe. Das Ziel dahinter sollte immer die Sicherung und Steigerung der Pflegequalität sein, denn jeder Pflegebedürftige hat die beste Pflege verdient. Hier muss man dem Gesetzgeber unterstellen, dass nur Angehörige der eigenen Berufsgruppe wirklich einschätzen können was qualitativ hochwertige Pflege ist. Über die Pflegekammer wurde bis Heute viel gesagt und die meisten Pflegekräfte positionieren sich für eine Einführung. Im Hinsicht auf die Vorteile, die dadurch für die Pflege, aber auch Pflegebedürftige entstehen und in Abwägung mit den Nachteilen ist die Gründung von Pflegekammern sinnvoll. Der Autor dieser Arbeit positioniert sich deutlich dafür, dass weitere Kammern gegründet werden. Jedoch sieht er Bedarf in der Information von Berufsangehörigen und möchte aufrufen, dass sich die Pflegenden stärker positionieren und versuchen politisch Einfluss zu nehmen, um dieses Ziel zu erreichen.

5. Literaturverzeichnis

DBfK, 1995. *Beitrag zur Diskussion über Kammern in der Pflege.* Berlin: DBfK Verlag.

Duden Verlag, 2013. *Duden Wirtschaft von A bis Z: Grundlagenwissen für Schule und Studium.* 5. Auflage Hrsg. Mannheim: Bibliographisches Institut.

Duden, 2015. [Online]
Available at: http://www.duden.de/rechtschreibung/Kammer#Bedeutung8a
[Zugriff am 20 12 2015].

Duden, 2015. *Duden.de.* [Online]
Available at: http://www.duden.de/rechtschreibung/Kammer#Bedeutung8a
[Zugriff am 20 11 2015].

Duden, 2015. *Duden.de.* [Online]
Available at: http://www.duden.de/rechtschreibung/Koerperschaft
[Zugriff am 20 12 2015].

Duden, 2015. *Duden.de.* [Online]
Available at: http://www.duden.de/rechtschreibung/Koerperschaft
[Zugriff am 20 Dezember 2015].

Geschäftsstelle des Gründungsausschusses zur Errichtung der Landespflegekammer Rheinland-Pfalz, 2015. *Landespflegekammer Rheinland-Pfalz Gründungsausschuss.* [Online]
Available at: http://www.pflegekammer-rlp.de/gruendungsausschuss.html
[Zugriff am 7 Januar 2016].

Gröhe, H., 2015. *bundesregierung.de.* [Online]
Available at: http://www.bundesregierung.de/Content/DE/Bulletin/2015/09/118-1-bmg-bt.html
[Zugriff am 15. November 2015].

Hanika, H., 2015. *Ihre erfolgreichen Pflegekammern in Deutschland und Europa.* 1. Auflage Hrsg. Berlin: Steinbeis-Transfer-Institut Medical Management and Research.

Martini, M., 2014. *Die Pflegekammer - verwaltungspolitische Sinnhaftigkeit und rechtliche Grenzen.* 1. Auflage Hrsg. Berlin: Duncker & Humboldt.

National Council of State Board of Nursing, 2015. *NCSBN.com.* [Online]
Available at: https://www.ncsbn.org/about-boards-of-nursing.htm
[Zugriff am 26 Dezember 2015].

Politt, P., 2014. Nursing History Council Reecaps the First NCNA Convention. *Tar Heel Nurse*, 1 Dezember, 76(4), p. 17.

Weidner, F., 2014. Die Pflegekammer kommt - ja, warum denn nicht?. *Die Schwester Der Pfleger*, 1. April, pp. 324-327.

BEI GRIN MACHT SICH IHR
WISSEN BEZAHLT

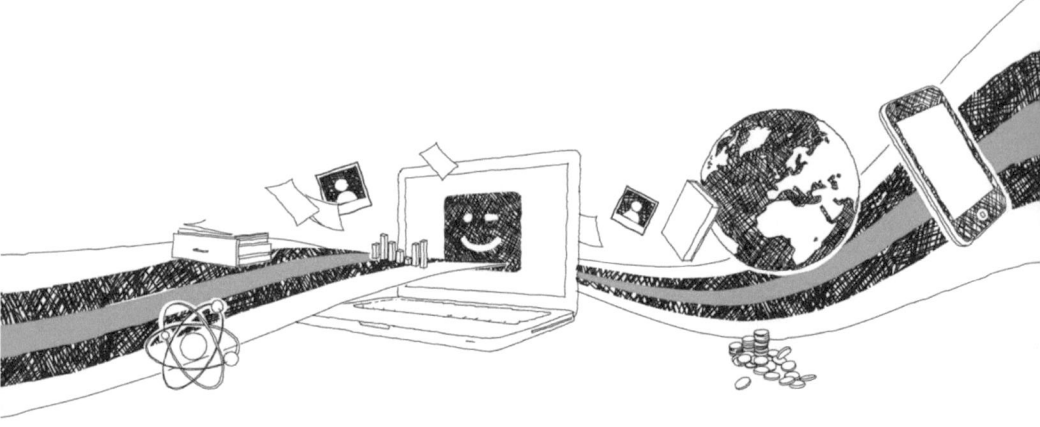

- Wir veröffentlichen Ihre Hausarbeit, Bachelor- und Masterarbeit

- Ihr eigenes eBook und Buch - weltweit in allen wichtigen Shops

- Verdienen Sie an jedem Verkauf

Jetzt bei www.GRIN.com hochladen und kostenlos publizieren

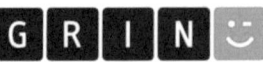